AF468913

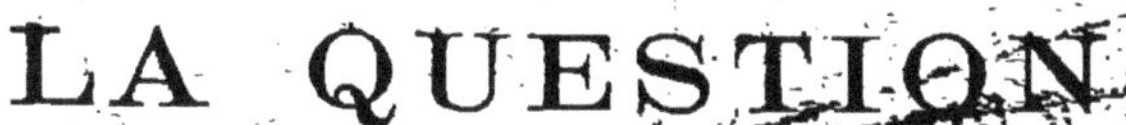

LA QUESTION

DES

CANAUX RADICULAIRES

DANS LES DEUX PREMIÈRES SÉRIES

DES GROSSES MOLAIRES

PAR

M. JOSEPH LACROIX

Professeur d'Anatomie dentaire à Bordeaux.

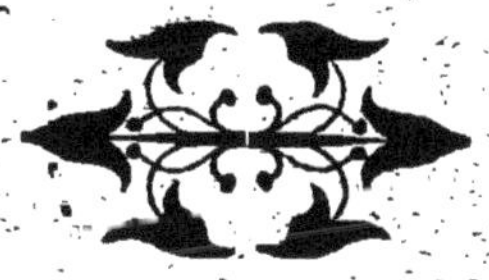

VANNES

IMPRIMERIE LAFOLYE FRÈRES

1908

LA QUESTION

DES

CANAUX RADICULAIRES

DANS LES DEUX PREMIÈRES SÉRIES

DES GROSSES MOLAIRES

PAR

M. JOSEPH LACROIX

Professeur d'Anatomie dentaire à Bordeaux.

VANNES

IMPRIMERIE LAFOLYE FRÈRES

—

1908

LA QUESTION
DES CANAUX RADICULAIRES
DANS LES DEUX PREMIÈRES SÉRIES
DES GROSSES MOLAIRES

ESSAI DE MISE AU POINT

Nous ne voulons point, dans cette communication, soulever une discussion scientifique ni critiquer, dans le mauvais sens du mot, certaines personnes qui ont eu l'occasion de parler des canaux radiculaires ; nous désirons tout simplement, comme le titre l'indique, faire une mise au point, nécessaire, à notre avis.

Pour nous, et c'est aussi l'opinion d'un des auteurs qui nous occupera ici, on ne saurait être trop précis en matière d'anatomie dentaire. Le canal radiculaire constitue un milieu favorable au développement microbien, d'autant plus favorable qu'il est étroit, assez difficile à explorer et à purifier. Cependant, grâce à notre arsenal thérapeutique moderne et aussi à nos procédés d'exploration, nous sommes arrivés, par la désinfection des canaux radiculaires, à conserver des dents bien malades.

Cette exploration et cette désinfection ne sont réellement possibles que si nous connaissons *au moins* le nombre des canaux contenus dans chaque dent, car le succès véritable est *d'autant* plus certain qu'il nous est possible de les découvrir tous et d'y introduire les pansements antiseptiques nécessaires.

Si nous osons revenir sur cette question dont on a déjà parlé soit dans des livres d'études, soit dans des traités généraux, soit même dans des travaux particuliers, *c'est pour essayer de la mettre définitivement au point.* Et si nous consacrons quelques pages à *cette mise au point* c'est qu'il nous a été possible de relever chez ceux qui se sont occupés du canal radiculaire dentaire, un certain manque de précision pouvant donner lieu à des erreurs.

Cette raison est la seule qui justifie notre intervention.

Si nous consultons quelques traités généraux d'anatomie, nous constatons que leurs auteurs ne signalent point les canaux radiculaires des dents. Nous ne devons pas nous étonner, outre mesure, de cette omission dans des ouvrages plus spécialement écrits pour des hommes n'ayant aucun souci de se livrer aux soins minutieux des caries pénétrantes.

Dans ces livres on se contente de faire rapidement la description des dents, sans entrer dans des détails qui n'intéressent réellement que le Dentiste.

Aussi, dans les ouvrages de ce genre : Sappey, Fort, Testut..., nous ne rencontrons aucune affirmation sur ce qui nous intéresse ici, c'est-à-dire sur les canaux radiculaires dans les deux premières séries des grosses molaires.

Dans un livre qu'on lit toujours avec intérêt : *l'anatomie dentaire humaine et comparée* de Ch. Tomes, nous avons à regretter aussi cette *lacune*. Cet auteur, en effet, a négligé presque complètement le canal radiculaire et, là encore, nous ne relevons aucune affirmation.

Nous arrivons ensuite aux travaux de MM. *Frey, Louis Richard-Chauvin, Sauvez, Amoëdo, Rolland*, et *Choquet* qui sont, pour la plupart, des ouvrages d'études et dans lesquels nous sommes susceptibles de trouver une opinion concernant la question qui nous occupe aujourd'hui.

On nous reprochera peut-être de ne citer que ces auteurs, sans chercher dans les travaux faits à l'étranger ou même en France, quelques autres données précises à ce sujet. Nous n'avons pas, à proprement parler, l'intention de faire l'historique de cette question. Si nous nous montrons incomplet dans notre exposé, nous n'y attachons pas une grande importance, vu le but que nous nous proposons. — En supposant que d'autres écrivains aient parlé des canaux radiculaires, ou ils ont répété ce que ceux que nous citons ont dit, ou ils ont été un peu plus complets. Dans le premier cas, nous ne saurions que faire ici de leur autorité ; dans le second cas, notre communication aurait encore sa raison d'être, car si, comme le dit M. Richard-Chauvin (Odontologie, 1897) « *la recherche de deux canaux dans la racine antérieure des grosses molaires (inférieures) est classique maintenant, au moins à l'Ecole Dentaire de Paris......* » il n'en est pas ainsi partout ; un assez grand nombre de confrères ignorant ou dédaignant les trois canaux de la première multicuspidée inférieure, doivent aussi ignorer ou dédaigner *les quatre canaux* que peut renfermer l'antagoniste supérieur. Par conséquent, nous croyons qu'il est utile de répéter ces faits.

Le Dr Frey dans sa très intéressante monographie de la dent de six ans dit au sujet des canaux radiculaires des premières grosses molaires supérieures : « *En haut, la racine palatine, très divergente, renferme un canal large, facile à explorer, sauf de rares exceptions qui tiennent le plus souvent aux courbures irrégulières de la racine. Le canal des racines externes est étroit, irrégulier et souvent impossible à explorer pour la racine postérieure.* »

A la même page il dit : « *En bas, souvent quatre canaux, deux pour chaque racine, très difficiles à explorer.* » Et il ajoute à la page 27 : « *Pour la racine antérieure, on peut dire que le canal se dédouble d'une façon presque constante (constante même pour le Dr Amoëdo) ; pour la racine postérieure la règle est moins absolue et souvent encore un large canal permet d'y faire une désinfection facile et complète.* »

M. Louis Richard-Chauvin, dans un article paru dans l'Odontologie de juin 1897 et intitulé : *Des rapports de l'anatomie de la dent de six ans avec la recherche des canaux*, ne reconnaît que trois canaux radiculaires dans la dent de six ans du haut, sans mentionner que ce même organe en présente souvent quatre, tandis qu'il signale nettement deux canaux pour la seule racine mésiale de la première grosse molaire inférieure.

Il va même assez loin en ce qui concerne les molaires du bas et il dit : « *Quoi qu'il en soit, il est établi depuis 1886 : 1°) que la racine antérieure des dents inférieures de six ans est toujours pourvue de deux canaux ; 2°) que la racine postérieure en possède également deux dans la proportion de 25 à 35 pour cent ; 3°) que la recherche de ces canaux est assez facile si l'on se rend compte de la position qu'occupe le premier canal découvert ; 4°) que la racine antérieure de la deuxième grosse molaire elle-même est pourvue de deux canaux dans la proportion de 93 pour cent.* »

Le livre *classique* du Dr Sauvez : *Anatomie de la bouche et des dents* (édition 1905) donne toujours trois canaux à la première grosse molaire inférieure et à son antagoniste. Voici ce que cet auteur dit, au sujet de la première grosse molaire supérieure : « *De cette chambre partent les trois canaux qui parcourent les racines et dont les orifices d'origine sont placés selon une disposition triangulaire (Black). C'est le triangle molaire qui peut être grossièrement considéré comme isocèle* ». Pour ce qui concerne les grosses molaires inférieures, nous pouvons y lire : « *Enfin, chacune des racines contient en général deux canaux...... Le canal médian* (de la première grosse molaire inférieure) *est presque toujours double...... Le canal distant est le plus souvent simple ; il est alors aplati dans sa portion supérieure, arrondi au contraire dans sa partie inférieure. Quand il est divisé en deux canaux, comme le médian, ce qui arrive quelquefois, ces deux divisions sont toujours fines et très difficiles à cathétériser* ». Enfin, pour ce qui concerne les deuxièmes grosses molaires inférieures, il dit : « *Les canaux offrent plus de variétés : ils peuvent se réduire à un seul, ce qui est exceptionnel ; le plus souvent ils sont au nombre de deux, un pour chaque racine ; dans ce cas, le premier est généralement aplati* ».

Si nous consultons les écrits du Dr Amoëdo, aussi bien son très savant ouvrage, *l'Art dentaire en médecine légale*, que sa description des dents dans l'anatomie de Poirier, nous relevons encore cette même opinion nettement formulée au sujet des premières grosses molaires du haut. Il dit, en effet, que « *la chambre pulpaire* (de la Ie G. M. S.) *se divise aussi en trois canaux un pour chaque racine* ».

Il donne trois canaux à la dent de six ans inférieure. Voici d'ailleurs un passage que nous tenons à citer en entier et qui est extrait de *l'Art dentaire en médecine légale :*

« *Les deux canaux de la racine mésiale ne sont pas signalés par la plupart des livres d'anatomie. Il en résulte que, dans la thérapeutique de cette dent, il arrive fréquemment que la dé-*

sinfection d'un des canaux est négligée. Les accidents les plus graves peuvent s'ensuivre comme l'angine de Ludwig, par exemple, et amener une terminaison fatale.

« *Depuis près d'un siècle les anatomistes avaient signalé cette particularité.*

« *Fox, dans son traité des maladies des dents dans l'Espèce Humaine, traduit en français en 1821 par Lemaire, indique très nettement les deux canaux de la racine antérieure de cette dent, dans la figure* I, pl. 8.

« *Carabelli l'indique et y insiste dans ses deux traités : Sytlematisches Handbuch der Zahnheilkunde, Wien, 1844 ; Anatomy der Mundes, Wien.*

« *Arkovy (Diagnostik der Zahnkrankheisten, Stuttgard, 1885) qui a étudié spécialement la chambre pulpaire et les canaux radiculaires la mentionne aussi.*

« *Enfin, c'est là une donnée classique dans les traités allemands et américains* ».

Ce passage, que nous avons voulu transcrire, complète, jusqu'à un certain point, notre exposé de la question. On remarquera que le Dr Amoëdo cite ces auteurs, en parlant de la dent de six ans du bas ; et comme il ne reconnaît que *trois canaux* à celle du haut, il nous laisse croire (nous supposons, en effet, qu'il a consulté ces auteurs) que ces derniers ne parlaient pas *de quatre canaux radiculaires* dans la première multicuspidée supérieure. S'il n'en était pas ainsi nous croyons que le Dr Amoëdo n'aurait pas manqué de le signaler.

Ce même auteur qui a fait, comme nous l'avons dit, une fort belle description des dents, dans l'anatomie de Poirier, émet là les mêmes opinions que celles relevées dans *l'Art dentaire en médecine légale.*

Nous avons tenu à signaler ici l'ouvrage du Dr Rolland : *l'anatomie de la bouche et des dents.* Ce livre est incontestablement, dans l'esprit de l'auteur tout au moins, un livre d'étude destiné aux étudiants en chirurgie dentaire. Ceci est si vrai qu'il n'est autre chose que ses propres cours faits par lui-même à l'Ecole dentaire de Bordeaux.

Cet auteur néglige presque totalement (pour ne pas dire complètement) la question des canaux radiculaires.

Il nous semble que le Dr Rolland a commis là une grosse

faute, car il nous paraît nécessaire d'insister, au contraire, sur le nombre des canaux contenus dans telle ou telle dent. Cette nécessité nous semble d'autant plus grande que bon nombre d'élèves finissent leurs travaux sans *seulement* savoir *que la première grosse molaire inférieure a trois canaux*, fait établi *au moins* depuis 1886, d'après l'article de M. Louis Richard-Chauvin cité plus haut.

Voici ce que le Dr Rolland écrit au sujet des canaux radiculaires ; d'une part le passage suivant :

« *Les racines des inférieures sont au nombre de deux et creusées chacune d'un double canal* — d'autre part :

« *Elles*, (les racines des 1e G. M. I.) *présentent les vestiges de quatre canaux. En réalité elles possèdent trois canaux radiculaires : deux pour la racine mésiale, un pour la racine distale.* »

S'il admet trois canaux pour la dent de six ans inférieure, il ne dit rien au sujet de celle du haut.

Enfin, notre savant confrère, M. Choquet, dans son *Précis d'anatomie dentaire*, ouvrage excessivement intéressant sous beaucoup de rapports et qui ne laisse que peu à désirer, n'insiste pas sur ce point.

Il signale, en effet, trois canaux pour les deux dents de six ans du haut et du bas.

*
* *

De tout ce qui précède, il résulte que, si les auteurs qui ont écrit sur les dents reconnaissent presque tous trois canaux à la première grosse molaire inférieure, ils semblent ignorer complètement que le même organe en haut en a souvent quatre.

En 1903, au Congrès d'Angers, le Dr Siffre, dans une communication intitulée : *Le canal radiculaire dentaire*, a dénoncé, pour la première fois, ce manque de précision.

Ce travail de notre distingué confrère a attiré tout particulièrement notre attention sur ce point ; et nous nous sommes livré à des recherches qui nous permettent aujourd'hui, non pas de dire quelque chose de nouveau, mais d'essayer de mettre au point cette question en ce qui concerne les deux premières séries des grosses molaires.

L'étude du Dr Siffre est, à notre avis, assez importante pour que nous nous y arrêtions un instant.

L'auteur nous dit tout d'abord, comme pour justifier davantage l'intérêt qu'il attache aux canaux radiculaires, que « *l'anatomie exacte des organes que nous avons à traiter s'impose à nous, spécialistes, avec autant de rigueur qu'aux chirurgiens d'ordre général* ». Puis il continue par ce passage très significatif à notre avis, très important par conséquent, et qu'on ne saurait trop répéter dans l'intérêt de la profession : « *ce qui est peu en général prend une grosse valeur en spécial, et ce n'est pas seulement à la chirurgie dentaire que cela peut s'appliquer, il en va de même de toutes les spécialités médico-chirurgicales qui ne seraient pas des spécialités dans le sens vrai du mot si les praticiens qui les exercent se contentaient d'un savoir médidical général, sans y ajouter tout d'abord le patrimoine actuel spécial, et incessamment des acquets appartenant à la communauté née de l'union de la médecine générale avec la spécialité* ».

Nous voulons simplement retenir ici l'importance que le Dr Siffre *semble* attacher à l'anatomie dentaire, et à l'enseignement de notre « *spécialité* » en particulier. Nous avons déjà eu l'occasion de souligner quelque part ce paragraphe et nous le faisons encore aujourd'hui, car il est, à lui seul, aussi important que toute une dissertation.

Pour le Dr Siffre, et en cela nous sommes parfaitement d'accord avec lui, il est indispensable de se montrer excessivement précis en anatomie dentaire ; les moindres petits détails doivent être rigoureusement signalés. Cette précision est nécessaire non seulement au point de vue scientifique général, mais encore au point de vue pratique. « *L'on ne voit pas, dit-il, comment l'un ou l'autre* (le chirurgien-dentiste ou tout autre spécialiste) *pourrait opérer, ignorant la région qui réclame sa thérapeutique* ».

Ces opinions de notre confrère sont indiscutables, et il serait bon, en les émettant, de se rendre un compte exact de leur importance.

Il est évident que le Dr Siffre a voulu, en faisant cette communication pleine d'intérêt, insister sur un point essentiel pour lui, sur une erreur sans cesse commise jusqu'à son intervention. Comme nous l'avons vu précédemment, en effet, ceux qui ont écrit sur les dents n'ont signalé que trois canaux radiculaires pour les multicuspidées du haut, sans rien ajouter à cette affirmation qui se trouve, par ce fait, incomplète.

Et le Dr Siffre, qui semble avoir pris à cœur de mettre en relief cette sorte d'erreur pour qu'elle ne soit plus commise désormais, écrit, dans la première partie même de son travail, le passage suivant : « *j'ai pu, par de nombreuses observations établir que la racine antérieure de la grosse molaire supérieure avait très souvent deux canaux et deux foramens* ».

Il se livre ensuite à des considérations d'ordre plutôt général sur la soudure, la confusion et la fusion, afin d'expliquer justement la présence de deux canaux dans une même racine. Il considère ces trois états comme autant de phases des transformations des dents ; et nous ne répéterons pas ici ce que nous-même avons exprimé à ce sujet dans une étude intitulée : *Traces de transformations sur les dents de l'homme*, qui fait partie de nos *Considérations générales sur l'évolution des formes dentaires*.

Dans ce premier travail, nous avons d'ailleurs fait allusion à cette question des canaux radiculaires dans les grosses molaires. Mais noyées qu'elles sont dans une argumentation toute particulière, les observations que nous y avons formulées méritent d'être répétées à part pour fixer, d'une façon définitive, l'attention générale.

Enfin, notre confrère termine ainsi son travail : « *La racine antérieure externe de la grosse molaire supérieure n'est pas comme les auteurs le décrivent : simple, avec un apex et un foramen. Cette racine est souvent parcourue par deux canaux* (*quelquefois trois*), *elle se termine aussi, souvent, par deux apex, et naturellement ces apex sont ouverts par un foramen particulier, ce qui donne deux ou plusieurs foramens.* »

Mais, cette communication du Dr Siffre ne nous dit pas très exactement *de quelle grosse molaire supérieure* il s'agit. Il dit, en effet, « *la racine antérieure externe de la grosse molaire supérieure n'est pas...* » Entend-il par là les trois séries des multicuspidées ? Emploie-t-il ce terme « *la grosse molaire supérieure* » dans un sens général ? — Il ne nous apparaît pas bien évident que cette dénomination désigne, d'une façon plus spéciale, telle ou telle grosse molaire du haut.

Tout au début du travail qui nous occupe, en ce moment, alors que le Dr Siffre rapporte certains passages dans lesquels se trouvent justement ces erreurs qu'il relève, il est bien question, en effet, de la *dent de six ans*. Ceci pourrait faire croire qu'il ne fait allusion ici *qu'à cet organe*. Mais, un paragraphe que nous voulons transcrire entièrement, semble prouver qu'il n'en est pas ainsi : « *Les deux auteurs, dit-il, donnent la même description quant au nombre des canaux et et d'apex à la deuxième molaire supérieure. Nous ne parlerons pas ici de la troisième qui ne peut que reproduire le type des deux précédentes avec des variantes, bien entendu, sur les causes desquelles je n'insiste pas, elles nous sont connues. Donc, de ces descriptions des canaux, nous devons savoir que la racine antérieure externe ou buccale d'une molaire supérieure, contient un canal et un apex, et les auteurs suscités comme d'autres auteurs contemporains ou anciens, ne signalent pas que cette racine peut très souvent avoir deux canaux deux apex et deux foramens.* »

Nous croyons avoir maintenant le droit de penser que notre confrère désigne par « *la grosse molaire supérieure* » les trois séries des multicuspidées. Il va même jusqu'à prétendre que la dent de sagesse du haut ne peut que reproduire le type des deux autres grosses molaires, *avec des variantes sur les causes desquelles il n'insiste pas parce qu'elles nous sont connues*.

Si donc, le Dr Siffre désigne par « *la grosse molaire supérieure* » les multicuspidées du haut en général, il reconnaît qu'elles présentent toutes, très souvent, quatre canaux radiculaires; et comme il insiste à propos de son mode de stérilisation à l'acide sulfurique comme aussi à propos des autres procédés, sur la nécessité d'ouvrir et d'explorer tous les canaux, il semble indiquer clairement qu'il faut compter plutôt avec quatre canaux et non pas avec trois comme les livres classiques l'avaient enseigné jusqu'au moment où il est intervenu.

C'est dans cette façon d'envisager les faits que nous relevons justement un manque de précision.

*
* *

Comme nous l'avons dit, l'étude du Dr Siffre sur le canal radiculaire dentaire, présentée au Congrès pour l'avancement des sciences en 1903, nous a donné l'idée de nous occuper de cette question. Nous l'aurions fait sans cela cependant, pour établir une base à *nos traces de transformations sur les dents de l'homme*. Elle nous invitait aussi à vérifier cette opinion si nettement formulée dans une communication spéciale.

Nous avons pensé que le Dr Siffre ne nous ferait pas un grief de revenir sur cette question qu'il semble avoir étudiée sérieusement. Beaucoup plus jeune que lui, en effet, ce qui nous met inévitablement dans un état d'infériorité dont nous ne rougissons pas, nous aurions pu nous incliner. Mais il nous a encouragé lui-même ; ne nous dit-il pas, en effet, dans le travail auquel nous faisons allusion ici :

« *Nous avons donc, médecins de la bouche, l'obligation de rechercher le fin du fin dans toutes les parties scientifiques de notre spécialité et de ne point nous contenter de choses dites par les auteurs de traités généraux* ». Et n'écrit-il pas aussitôt ce passage plus caractéristique encore : « *Ceci dit, non point pour faire du bruit autour de la présente communication et la présenter comme transcendante ; oh non ! mais bien pour inviter les courageux confrères qui assument la lourde tâche et la grosse responsabilité d'écrire du classique sur un sujet spécial de la science odontologique, de contrôler, de compléter les documents que leur fournissent les prédécesseurs, afin de ne point perpétuer des erreurs, ou simplement d'omettre tels faits existants, mais ignorés ou passés inaperçus, justement parce que ceux dont ils emploient les matériaux ont eu en vue l'ensemble et pas du tout les détails spéciaux* ».

Nous ne voulons pas, nous non plus, faire du bruit autour de notre communication ni la présenter comme transcendante ; nous avons le désir, en consacrant quelques pages à cette question des canaux radiculaires, de la mettre au point ou du moins d'essayer d'atteindre ce but.

Certes, si nous avons osé formuler une critique à l'adresse du travail du Dr Siffre, nous nous empressons de vite ajouter que cet auteur a eu le mérite — nous ne savons pas que ce détail ait été signalé ailleurs — de formuler, pour la première fois, que la dent de six ans supérieure présente assez souvent *quatre canaux radiculaires*.

D'ailleurs, cette critique à laquelle nous venons de faire allusion, n'a sa raison d'être que parce qu'elle nous amène à préciser davantage ce que notre confrère a laissé dans l'ombre.

Comme nous l'avons dit, en effet — et nous pensons nous

être assez clairement expliqué sur ce point — le Dr Siffre semble prétendre que les grosses molaires supérieures, c'est-à-dire les trois séries, ont très souvent quatre canaux radiculaires.

Or, nos recherches personnelles nous ont conduit à des résultats un peu différents. Pour nous, dans une majorité très grande des cas, *la deuxième grosse molaire supérieure ne renferme que trois canaux.* Nos statistiques nous ont donné jusqu'à maintenant :

Trois canaux ; 78, 26 pour 100
Deux canaux ; 13, 04 pour 100
Quatre canaux ; 8, 69 pour 100.

Nous dirons que, dans les cas douteux, nous avons fait usage du microscope qui nous a permis de nous rendre bien compte du nombre des systèmes dentinaires.

Comme on peut le voir, le type à trois canaux est véritablement le plus répandu, assez répandu pour qu'il nous soit permis de dire que dans le traitement de cette dent on peut se contenter de rechercher trois canaux.

Nous ne parlerons point ici des troisièmes grosses molaires ; nous dirons simplement que, sur ce point, notre opinion est absolument différente de celle émise par notre distingué confrère : « *La troisième* (grosse molaire) *qui ne peut que reproduire le type des deux précédentes avec des variantes sur les causes desquelles je n'insiste pas, elles nous sont connues* ».

Si maintenant nous ajoutons quelques mots au sujet des dents de six ans du haut, nous répéterons, avec le Dr Siffre, que, très souvent, elles ont quatre canaux radiculaires. Nos statistiques nous permettent d'affirmer que ces organes présentent, à très peu de choses près, ce nombre dans la moitié des cas examinés. Voici d'ailleurs les derniers résultats que nous avons obtenus :

Quatre canaux : 46, 47 pour 100.
Trois canaux : 53, 52 pour 100.
Quelques cas isolés à deux canaux.

Mais l'auteur de la communication d'Angers attache, à notre avis, une importance véritablement trop grande à ce quatrième canal quand il existe. En consultant, en effet, nos notes recueillies sur ce sujet, nous constatons qu'il est très rare de le voir *bien ouvert. Il est étroit, très étroit même*, le plus souvent, et nous avons peine à nous le représenter *comme très facile à explorer*.

Est-ce à-dire qu'il faille négliger complètement ce canal mésio-interne? Est-ce à dire que la communication du Dr Siffre reste sans intérêt au point de vue scientifique? Nous ne pouvons pas penser ainsi après la publication de notre premier travail *sur les Considérations générales sur l'évolution des formes dentaires*. Nous y avons attaché, au contraire, une réelle importance sur laquelle nous ne pouvons pas revenir ici.

Même au point de vue thérapeutique, la connaissance de ce canal est intéressante. Tout d'abord, nous conseillerons d'essayer de rechercher toujours quatre canaux (nous savons que la chose est excessivement difficile). Mais, où ce canal prend une importance véritable, c'est lorsque nous nous trouvons en face d'insuccès dont les causes ne nous apparaissent pas nettement.

Envisageons maintenant la même question dans les premières et deuxièmes grosses molaires inférieures. Nous avons vu, dans le très rapide exposé que nous avons fait, que les auteurs étaient unanimes à reconnaître trois canaux radiculaires pour la dent de six ans du bas. Sur ce point nous n'avons rien à dire. Nos recherches personnelles nous ont montré, en effet, que ce fait est suffisamment constant pour qu'on puisse le considérer comme caractéristique. Voici les résultats que nous avons obtenus :

Trois canaux : 74,68 pour 100.

Quatre canaux : 15,19 pour 100.

Deux canaux : 7 59 pour 100 ;

Ainsi, au point de vue du traitement des dents de six ans du bas, nous conseillons de rechercher toujours *trois canaux* ; ce serait, à notre avis, une faute de technique que d'agir différemment.

La deuxième grosse molaire inférieure, quoique présentant moins souvent *trois canaux*, ne s'éloigne pas énormément toutefois de la dent précédente. Elle est à coup sûr *plus variable* que la dent de six ans du bas, on y rencontre souvent *deux canaux*, mais nous n'hésitons pas, vu les résultats que nous avons obtenus, à conseiller dans le traitement de cet organe, la recherche de trois canaux. En tout cas, lorsqu'on se trouvera en face d'insuccès on fera bien d'y songer. — Voici les propositions que nous avons obtenues jusqu'ici :

Trois canaux : 61,66 pour 100.

Quatre canaux : 5 pour 100.

Deux canaux : 28,33 pour 100,

Un canal : 5 pour 100.

Ces résultats que nous avons obtenus diffèrent sensiblement de ceux donnés par M. L. Richard-Chauvin dans son article de 1897 ; cet auteur nous dit, en effet, « *que la racine antérieure de la deuxième grosse molaire inférieure elle-même est pourvue de deux canaux dans la proportion de 93 pour 100* ». Cette proportion nous semble exagérée, d'autant plus que ce chiffre n'est même pas atteint dans nos statistiques sur la première grosse molaire inférieure. — *A moins, et ce serait alors le comble pour ceux qui ne veulent pas entendre parler de régression des dents que depuis 1897, il y en ait eu une véritable* (! !)

Nous dirons enfin deux mots sur la présence *de quatre canaux* dans les deux premières séries des grosses molaires inférieures. Nous relevons dans quelques auteurs certains passages relatifs à cette question et que nous croyons nécessaire de reproduire encore. Dans le livre classique du Dr Sauvez on lit « *Enfin chacune des racines contient en général deux canaux* : » Puis plus loin : « *Le canal médian est presque toujours double... Le canal distant est le plus souvent simple...* »

Dans la monographie de la dent de six ans du Dr Frey nous relevons ce qui suit : « *En bas, souvent quatre canaux, deux pour chaque racine, très difficiles à explorer.* » Et plus loin page 27 : « *pour la racine antérieure, on peut dire que le canal se dédouble d'une façon presque constante ; pour la racine postérieure la règle est moins absolue et souvent encore un large canal permet d'y faire une désinfection facile et complète* ».

Nous savons que le Dr Rolland formule à peu près la même opinion en termes presque semblables.

Enfin, M. Richard-Chauvin dans le passage, que nous avons déjà signalé, dit « *que la racine postérieure des grosses molaires inférieures possède également deux canaux dans la proportion de 25 à 35 pour 100.*

Ces auteurs semblent dire donc que les molaires inférieures possèdent *souvent* quatre canaux. — M. Richard-Chauvin précise même ; — et ce *souvent*, comme aussi *le chiffre de 25 à 35 pour 100* nous paraissent exagérés. Nous avons trouvé, en effet, dans nos recherches personnelles, les proportions suivantes :

Première grosse molaire inférieure ; quatre canaux 15,19 pour 100,

Deuxième grosse molaire inférieure ; quatre canaux 5 pour 100.

*
* *

Les conclusions de cette petite étude n'auront point une bien grande conséquence, n'ayant pas eu la prétention, en la faisant, de présenter un travail ayant une haute portée scientifique. Mais, nous estimons que les moindres choses doivent être dites afin que rien ne reste dans l'ombre si c'est possible.

Evidemment, comme on a pu le voir, nous ne sommes entré dans aucune considération anatomique ; et nous avons agi ainsi volontairement, ne voulant pas empiéter sur un autre travail dont le plan est, à l'heure actuelle, définitivement élaboré.

Mais, profitant des recherches que nous avons été obligé de faire en vue d'autres études, nous nous sommes décidé à publier cet essai de mise au point pour ce qui concerne les deux premières séries des grosses molaires.

Pour justifier notre intervention dans cette question, nous dirons qu'il était nécessaire d'indiquer le nombre des canaux radiculaires pour chacune des grosses molaires qui composent ces deux séries, de façon que ceux appelés à soigner ces organes sachent à quoi s'en tenir.

C'est le seul but que nous nous sommes proposé ici, et qu'on ne croit pas qu'une autre pensée nous ait guidé.

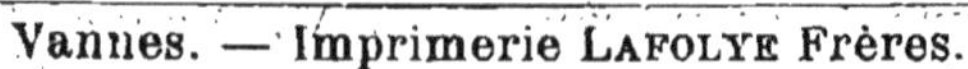

Vannes. — Imprimerie LAFOLYE Frères.

AUTRES TRAVAUX DU MÊME AUTEUR

A). — Travaux scientifiques :

CONSIDÉRATIONS GÉNÉRALES SUR L'ÉVOLUTION DES [illegible] DENTAIRES. — I. *Traces de transformations sur les [illegible] de l'homme.*

Discours sur l'anatomie dentaire.

B). — Questions professionnelles :

Solidarité, Indépendance et Liberté.

Le Congrès dentaire de Bordeaux (1907).

Les parties en présence.

www.ingramcontent.com/pod-product-compliance
Ingram Content Group UK Ltd.
Pitfield, Milton Keynes, MK11 3LW, UK
UKHW020227200726
13856UKWH00004B/1643

9 782011 789051